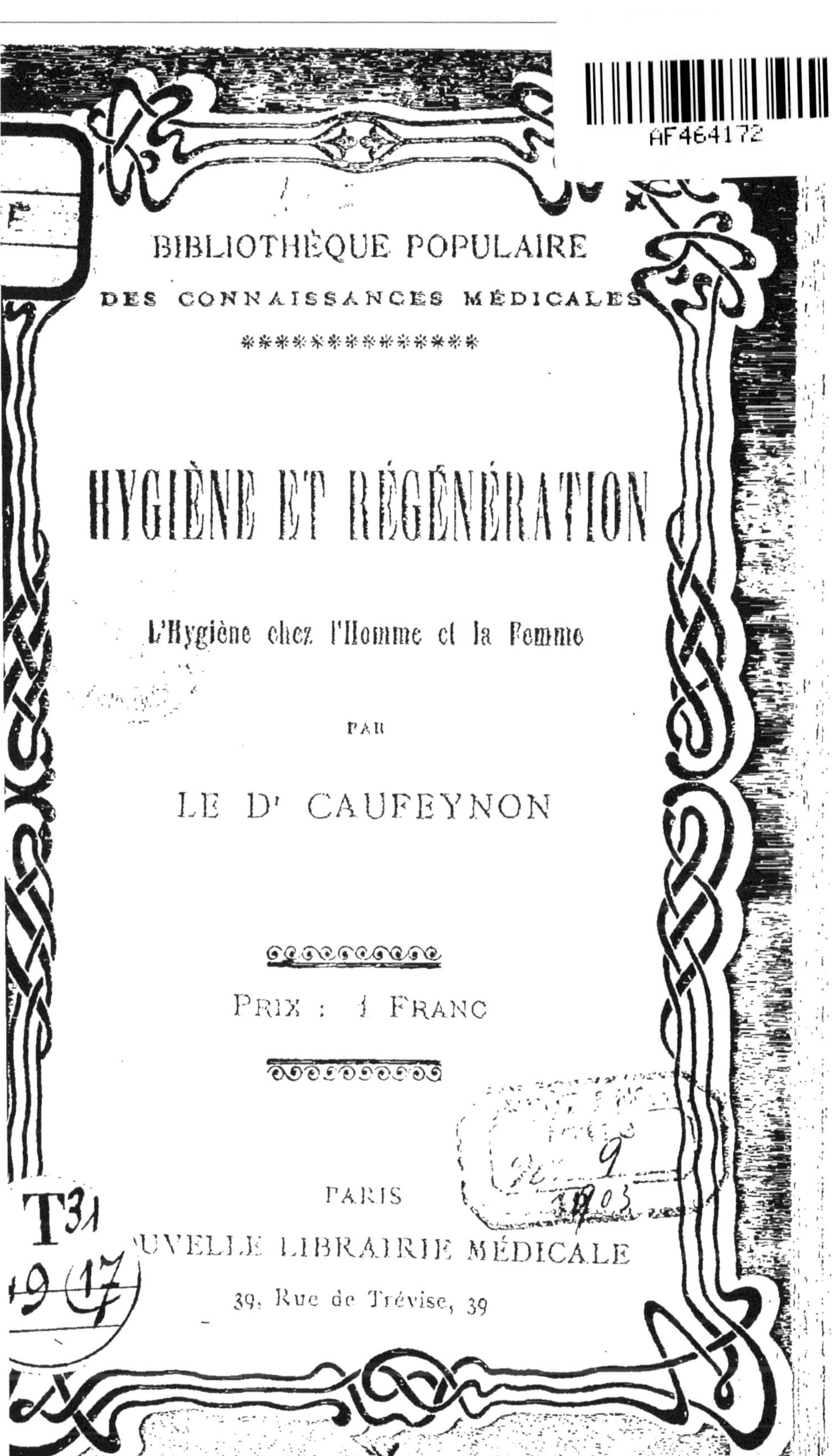

BIBLIOTHÈQUE POPULAIRE

DES CONNAISSANCES MÉDICALES

HYGIÈNE ET RÉGÉNÉRATION

L'Hygiène chez l'Homme et la Femme

PAR

LE Dr CAUFEYNON

PRIX : 1 FRANC

PARIS
NOUVELLE LIBRAIRIE MÉDICALE
39, Rue de Trévise, 39

Hygiène et Régénération

Docteur CAUFEYNON

Hygiène

et

Régénération

SÉCURITÉ EN AMOUR - HYGIÈNE DE LA BEAUTÉ
SOINS INTIMES - RÉGÉNÉRATION DES ORGANES
RECETTES ET PROCÉDÉS

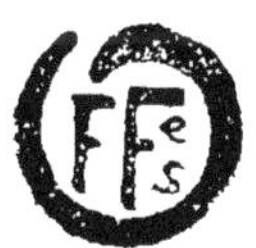

PARIS
CHARLES OFFENSTADT, ÉDITEUR
39, RUE DE TRÉVISE, 39

I

PRÉSERVATION DES MALADIES VÉNÉRIENNES

I

PRÉSERVATION DES MALADIES VÉNÉRIENNES

Si le moyen d'éviter la chaude-pisse est facile en principe, il ne l'est guère en pratique dans bien des circonstances. Un simple lavage à l'eau pure doit suffire pour éloigner tout danger de contagion, c'est pourquoi le docteur Langlebert a dit que « la blennorrhagie deviendrait, chez l'homme, aussi rare qu'elle est commune, si le cabinet de toilette était toujours, pour madame, le chemin obligé de l'alcôve, si toutes les femmes, filles de rues ou duchesses, se faisaient un devoir de ne s'offrir au congrès qu'après de salutaires ablutions ayant fait place nette *intus et extra*... Vénus sortant de l'onde! »

Mais il est vrai qu'il n'est pas toujours commode de l'exiger, c'est le côté difficile, le point délicat de la situation : « Un vieux reste de sentiment chevaleresque, dit M. Diday, préside encore aux relations les plus vénales. Le respect humain vous retient, même dans les lieux de tous les moins respectables. Triple Prudhomme, il vous semble incongru, malséant, peu français, d'afficher, *devant une dame*, une défiance dont sa pudeur va rougir et sa fierté s'offenser !!... C'est ainsi, mon ami, qu'on fait son chemin auprès du sexe... et des apothicaires. »

Nous continuons à citer Diday à propos de la contagion de la blennorrhagie :

« L'amant, sur le point de triompher, dit-il, doit d'abord se pénétrer de ce principe, qu'il n'est pas une femme qui ne puisse lui donner la chaude-pisse. J'ai dit *pas une femme* et non *pas une fille publique*, car je n'excepte de cet incivil axiome aucun membre du sexe aimable. Quelles que soient les conditions de propreté, de santé apparente, de vertu présumée, de vertu réelle, de virginité même, de visite récente, la femme qui se livre peut avoir des pertes blanches, venant d'une origine quelconque, souvent très innocente, de chlorose, de simple catarrhe, de suites de couches, comme aussi de cause répréhensible, d'une blennorrhagie à elle transmise. Or par cela seul qu'elle a un écoulement quelconque, elle est apte à transmettre un écoulement ! »

Donc soyez prudents en toutes circonstances et souvenez-vous que les *femmes donnent la chaude-pisse sans l'avoir.*

Le proverbe qui dit que « la plus jolie fille du monde ne peut donner que ce qu'elle a » est absolument faux.

Dans tous les cas, modérez vos désirs, évitez les rapports après de trop fortes libations et soyez sages en observant la loi de Moïse : « La femme qui souffre ce qui, dans l'ordre de la nature, arrive chaque mois, sera séparée de son époux. »

Lorsque l'acte a été consommé, profitez du moment de torpeur qui y succède et urinez de suite, c'est le meilleur moyen de débarrasser le canal de l'urèthre de toute impureté. Puis enfin, comme il n'est pas souvent facile de s'administrer une injection, ne serait-elle que d'eau pure, après un coït quelconque, employez le procédé suivant : entr'ouvrez l'ouverture du canal et laissez-y tomber d'assez haut un léger filet d'eau.

On sait que la vérole se reproduit par

le virus qui lui est propre, que le chancre et les plaques muqueuses sécrètent ce virus essentiel. Un chancre contracté dans un coït ne peut venir que d'un autre chancre ou de plaques, qui eux-mêmes proviennent de la même source. Or, il est nécessaire que la surface de la muqueuse ou cutanée, qui subit le contact de la matière contagieuse, soit à vif pour être infectée, il s'ensuit qu'il est nécessaire de surveiller constamment ces parties délicates et d'éviter des excoriations par des contacts trop prolongés.

Si la chaude-pisse ne peut être découverte d'une façon bien évidente, chez la personne avec qui on est à même de cohabiter, il n'en est pas de même de la syphilis dans beaucoup de cas ; divers signes extérieurs peuvent dévoiler le chancre ou les plaques ; le toucher par exemple peut, sans qu'on puisse y trouver méfiance, indiquer leur présence ; nous écoutons Langlebert : « Beaucoup de gens, dans leur ignorance des us et coutumes de la vérole, s'imaginent encore se mettre à l'abri de ses coups en trompant son instinct ; en évitant les chemins battus. Erreur funeste, qui chaque jour livre au monstre de nouvelles victimes ! Sachez-le bien : la plaque muqueuse est partout la même ; partout elle est investie du même pouvoir d'engendrer le mal.

« Les plaques des lèvres, de la langue, de la gorge, ne sont pas moins dangereuses que celles qui siègent en d'autres lieux. La vérité est qu'elles sont plus dangereuses, leur place à ciel ouvert et le peu de défiance qu'elles inspirent rendent leur accès plus facile. Que de gens l'ont appris à leurs dépens, qui croyaient se soustraire au péril en allant à Lesbos. »

Un moyen précieux de reconnaître la

vérole, c'est la constatation de la présence des ganglions cervicaux engorgés. Cette exploration peut facilement se faire sous l'apparence de caresses, il suffit de promener les doigts sur les parties latérales du cou, derrière les oreilles, vers la racine des cheveux. Et alors, si vous y rencontrez quelques ganglions formant de petites bosses sous la peau, abstenez-vous !

Il faut encore explorer du regard les ailes du nez, le menton, le cou, le front, la paume des mains, la poitrine. Au nez, l'ennemi s'y montre sous l'aspect de petites granulations jaunâtres, ailleurs sous forme de taches rosées ou de marbrures de triste aspect, à la paume des mains ce sont des plaques arrondies d'un rouge cuivré, lisses ou recouvertes d'écailles grisâtres.

Pénétrez-vous bien aussi de ce qui suit :

« Une erreur généralement très répandue, dit le docteur Langlebert, c'est que les filles publiques, soumises à une surveillance régulière que l'on suppose efficace, sont *moins dangereuses* que libres, telles que filles entretenues, ouvrières, domestiques, etc. Or c'est là un préjugé, et un préjugé funeste, que trop de gens constatent à leurs dépens. Qu'on le sache bien, le brevet de santé que la loi semble accorder aux filles publiques est, comme tous les brevets, sans garantie du gouvernement ! »

Le docteur Cullerier a le premier signalé et mis en évidence un mode de contagion fréquent par les filles publiques. D'après cela, un homme peut contracter la syphilis avec une femme parfaitement saine, « il suffit pour cela que du virus syphilitique ait été récemment déposé dans ses organes par un précédent adorateur. Le dernier venu le prend pour lui, et il peut se faire alors que le curage soit assez complet pour qu'il ne reste rien sur place, et que la femme se trouve ainsi préservée par cet aimable et galant procédé. »

Quels sont les procédés à employer pour éviter la vérole dans un coït suspect ? C'est certainement celui qu'aurait préconisé M. de la Palisse, de s'abstenir ! Mais en réalité il n'y en a guère d'autre ; l'emploi de corps gras en onctions sur la verge n'est pas à dédaigner, il facilite l'accès et le contact est moins dangereux. Dans tous les cas n'usez jamais de condom : « mauvais parapluie, dit Ricord, que la tempête peut crever ou déplacer, et qui, dans tous les cas, garantissant assez mal de l'orage, n'empêche pas les pieds de se souiller. »

Il est un précepte absolu, dans un coït suspect : *concluez, et concluez vite*, et aussitôt après, ne perdez pas une minute, faites un lavage complet.

Voici, à titre de renseignement, la préparation que le docteur Langlebert, dans son *Traité des maladies vénériennes*, indique comme prophylactique efficace :

Alcool ordinaire...	30 grammes
Savon de toilette..	10 »

Faites dissoudre le savon dans l'alcool, filtrez et ajoutez :

Essence de citron..	5 grammes

Il suffit d'en verser quelques gouttes sur les parties qui viennent de subir un contact suspect et de les étendre ensuite au moyen de frictions faites avec les doigts pendant une minute au plus.

Dans tous les cas, après un coït quelque peu suspect, il est bon de s'observer avec la plus minutieuse attention et de cautériser sans retard toute plaie, toute écorchure, toute érosion, en un mot toute solution de continuité suspecte

II

IMPUISSANCE PASSAGÈRE

II

IMPUISSANCE PASSAGÈRE

Il est une question d'hygiène essentielle pour l'homme c'est de s'observer dans les rapports sexuels ; si la continence absolue est nuisible, l'abus est encore pire, il y a un juste milieu.

Comme les puissances diverses de l'organisme sont mal équilibrées, lorsque quelque partie ne remplit pas ses fonctions attribuées par la nature, il en résulte un surcroît de force pour les organes les plus exercés ; mais cette inégale distribution des facultés est presque toujours contraire à la santé.

On regarde, avec raison, l'abus de la fonction génitale comme le plus pernicieux aux facultés cérébrales, non seulement pour affaiblir l'intelligence, mais encore pour énerver les fonctions sensitives et diminuer la durée de l'existence.

Dans la religion des Brahmanes, le dieu de l'amour est Kâmadéva, on le nomme *Dieu du désir*, *agitateur de l'esprit*, *celui qui rend fou*, *le destructeur du calme*.

Tous, de l'antiquité comme de nos jours, les hommes n'ont jamais été à l'abri des emportements de l'amour. Autrefois on le considérait comme un sortilège, une sorte de délire analogue à celui produit par l'alcool ; pour le conjurer, comme pour le provoquer, on avait recours à des puissances occultes. Les anciens n'avaient pas pu trouver d'autres explications de cette altération qui fait, d un homme intelligent et bon, un véritable aliéné. Les poètes ont attribué la chasteté à Minerve et aux Muses, il est évident que par cette allégorie ils ont voulu dire qu'il n'y a nul enthousiasme sans exaltation cérébrale et sans abstinence plus ou moins observée des fonctions génitales.

Il est certaines circonstances qui entravent le plaisir, ou qui y portent, tout en ne le désirant pas.

Quoique indispensable à l'acte de la copulation, l'érection chez l'homme n'est pas toujours à sa volonté ; tantôt elle se produit contre son désir, tantôt elle ne lui obéit pas. Quelquefois, c'est en vain qu'agissent toutes les irritations physiques et morales, qui d'ordinaire la développent, l'homme se trouve enchaîné au milieu de ses plus vifs désirs.

Ces mécomptes qui l'affligent, le piquent, sont sans doute souvent la suite de faiblesse ou d'abus, mais souvent aussi, ils proviennent de trop d'amour, d'une affection morale trop profonde, quelquefois d'un sentiment de réserve et de crainte.

Jadis on rapportait à une influence magique cette perte subite qu'éprouvent les hommes de leur puissance virile et on dirigeait les foudres de l'Eglise contre ces maléfices.

Ce n'est pas que quelquefois l'érection ne devienne tout à fait impossible, comme dans le dernier âge, où elle s'anéantit irrémédiablement avec la faculté procréatrice dont elle est préparatoire ; cela se voit même dans la force de l'âge, et en des circonstances où l'homme devrait le plus être en possession de toute sa vigueur génitale, soit par sa constitution, soit par l'excitation morale qui naît de ces circonstances dont nous voulons parler ; cela se voit aussi, lorsqu'on a fait un abus immodéré de ces fonctions, lorsque surtout on a pris l'habitude de ne les faire naître que par des sollicitations indiscrètes.

Le cas que nous allons citer et dont l'observation est due au docteur Langlebert nous fournit un exemple typique.

« Un dimanche matin, un monsieur se présente chez moi et demande à me parler avec une telle insistance, que mon domestique, violant pour lui sa consigne, le reçoit et l'installe dans mon cabinet. Un instant après, je me trouvais en présence d'un homme d'une trentaine d'années, d'une tournure distinguée et paraissant fort ému.

« — Docteur, me dit-il, voici ce qui m'amène chez vous, et me servira d'excuse pour être venu vous déranger à cette heure matinale. Je me suis marié hier, j'ai eu soin de ne pas me fatiguer à ma noce où j'ai observé la plus grande sobriété, tenant à éviter tout ce qui aurait pu me gêner dans l'accomplissement d'un devoir pour lequel je voulais me réserver tout entier. Et cependant la nuit venue, impossible !... Et jusqu'au lever du jour où je pus enfin quitter cet enfer, moi qui avais rêvé au paradis, je dus me résigner à ne donner à ma jeune femme,que j'aime tant, d'autre témoignage que celui d'un tendre respect! J'ai trente ans, ma santé est excellente et jamais pareille chose ne m'est arrivée. Que faire, docteur, que faire ? Comment sortir de cette situation qui ne pourrait, en se prolongeant, que me couvrir de honte et de ridicule ?

« — Monsieur, lui dis-je, il faut rentrer chez vous et vous dire indisposé.

« — Oh! docteur,la chose est faite... Vous devez comprendre que malgré la certitude morale que j'avais, — la seule, hélas! que je possède encore — de l'inexpérience de ma femme, j'ai dû invoquer un prétexte.

« — Eh bien ! vous continuez à être indisposé, et, pour mieux soutenir votre rôle, vous prendrez la potion que je vais vous prescrire, potion qui, d'ailleurs, possède une certaine vertu aphrodisiaque. (C'était un mélange d'eau distillée et d'une teinture aromatique.) Mais, ajoutai-je d'un air convaincu, il importe, pour en assurer la réussite complète, que vous couchiez ce soir avec votre femme, en prenant la ferme résolution de résister à vos désirs, au moins jusqu'à la nuit suivante.

« — Je vous le promets, docteur, mais je crains fort, hélas ! que mon obéissance à cette dernière recommandation ne me coûte pas une grosse dépense de volonté.

« Le lendemain mon client revenait tout rayonnant de joie. Il m'apprenait que ma potion avait si bien réussi, du premier coup, qu'il lui avait été impossible de tenir sa promesse... C'était bien là le résultat que j'attendais. En lui recommandant d'entrer dans le lit de sa femme avec la ferme volonté de résister à ses désirs, j'avais délivré son esprit de la crainte d'un nouvel insuccès, laquelle crainte n'eût pas manqué de reproduire chez lui l'état d'impuissance dans lequel l'avait jeté, la veille, une trop vive émotion. »

On peut rapprocher de cette observation la citation de Montaigne :

« Les mariez, le temps estant tout leur, ne doibvent ny presser ni taster leur entreprinse s'ils ne sont prest, et vault mieux faillir indécemment à estrener la couche nuptiale, pleine d'agitation et de fièvre, attendant une et une aultre commodité plus privée et moins alarmée, que de tumber en une perpétuelle misère, pour s'estre estonné et désespéré du premier refus. Avant la possession prinse, le patient se doibt, à saillies et divers temps, légièrement essayer et offrir, sans se picquer et opiniâtrer à se convaincre définitivement soi-mesme. Je suis de ceux qui sentent très grand effort de l'imagination ; chascun en est heurté, mais aulcuns en sont renversez. Son impression me perce ; et mon art est de luiéchapper, par faulte de force à luy résister. »

Tout le traitement de l'impuissance pour cause morale est dans cette phrase : « Et mon art est de luy eschapper ! »

En ces cas nous ne saurions indiquer d'autres remèdes, les drogues sont sans effet lorsque l'imagination s'en mêle, il faut, comme le dit le bon Montaigne : « Temporiser comme Fabius et composer avec l'indocile liberté d'un organe, dont la volonté se plaît à contester avec la nôtre, qui se révolte contre la violence et résiste même à la flatterie et aux caresses ! »

C'est une impuissance passagère, mais il n'en est pas de même lorsque l'homme, espérant, par la sensation qu'il éprouve, que l'érection est en bonne voie, se trouve avec une verge en turgescence au lieu de la raideur complète, absolue et indispensable pour procéder à l'intromission. C'est alors un symptôme de faiblesse génitale, provenant d'abus vénériens ou d'épuisement nerveux quelconque ; dans ce cas on aura recours, avec quelque chance de succès, aux préparations que nous indiquons plus loin, mais il ne faut pas oublier que ces remèdes n'agissent que s'ils sont pris de loin en loin, et qu'ensuite ce sont des excitants pouvant toujours être nuisibles à la santé générale. Par conséquent il ne faut qu'en user et ne pas en abuser. Les mauvaises postures que l'on éprouve doivent être bonnes conseillères et faire comprendre que dès lors, il faut se ménager, éviter les excès quels qu'ils soient, boissons, repas délicats, fatigues corporelles et surtout ne rechercher les rapports sexuels que très rarement ; du reste à ce propos chacun est juge de ses propres moyens.

Si l'impuissance est due au mauvais état général qui a appauvri le sang et débilité l'économie entière, il est surtout nécessaire d'avoir recours aux toniques, aux reconstituants, de faire usage de vins généreux et d'une alimentation substantielle ; restaurer les forces enfin, pour relever par les moyens naturels, l'énergie génitale, avant de rechercher des excitants factices.

Si encore l'abus du café et du tabac est incriminé, il faut simplement les supprimer, ceux-ci agissant plutôt en diminuant les désirs que comme effet direct.

C'est par la gymnastique génitale que se trouve la meilleure conduite à suivre par ceux que l'abus des plaisirs vénériens, du coït naturel, a rendus impuissants ou demi-impuissants, c'est-à-dire qu'il faut inaugurer une action raisonnée, prudente et rare.

Après quelques tentatives infructueuses, dans lesquelles le coït ne peut avoir lieu parce que, avec ou sans éjaculation, l'érection a cessé avant l'intromission, le malade se désespère, et ce manque de confiance, abattant le système nerveux, augmente encore le mal. Plus on répète les essais, moins ils réussissent. Dans ces conditions il faut avoir le courage de garder la chasteté la plus complète pendant quelque temps, de ne pas se laisser tenter par le voisinage de la femme, ni tromper par les fausses érections que provoquent la chaleur du lit ou la plénitude de la vessie. Pendant ce temps il faudra essayer de quelque aphrodisiaque ou mieux d'hydrothérapie. Si au bout de quelques jours on remarque une érection vraie absolue, on la mettra à profit, et, si elle réussit, bien se garder de recommencer la tentative de suite ni même le lendemain; laisser passer quelques jours avant un nouvel essai, de façon à reposer complètement l'organe en cause. La patience est ici absolument nécessaire, et si la guérison est lente à venir, elle n'en est pas moins probable.

III

BEAUTÉ PLASTIQUE
LES SEINS ET LE CORSET

III

BEAUTÉ PLASTIQUE
LES SEINS ET LE CORSET

« La poitrine est estimée belle, qui est large, pleine de chair, sans apparence aucune des os ; de blanche couleur teincte de vermeille, accompagnée de deux belles pommes rondes, petites, fermes et solides, qui ne sont pas trop attachées mais qui vont et viennent comme de petites ondes. » (Jean Liébaut.)

« Les mamelles bien proportionnées sont un des principaux ornements des femmes, particulièrement lorsqu'elles sont accompagnées d'une gorge bien taillée et recouverte d'une peau fine ; il faut aussi qu'elles soient blanches, rondes et médiocrement séparées dans leur milieu ; qu'elles aient un mamelon vermeil et point trop gros ; qu'elles ne soient point placées ni trop haut, ni trop proche des aisselles, et enfin qu'elles ne soient ni trop grosses, ni pendantes ; voilà les conditions qu'elles doivent avoir pour être belles, et pour être propres à inspirer de l'amour ; mais ce ne sont pas les meilleures ni les plus capables de contenir le lait. » (Dionis.)

D'après les physiologistes, les seins en poire seraient ceux qui auraient davantage de lait.

Suivant l'âge les seins ont des formes différentes.

En général à seize ans, ils ont des contours piriformes ; au moment de leur complet épanouissement, vers la trentième année, ils s'arrondissent en pomme ; à leur déclin, ils deviennent mous et pendants.

Le sein de vingt ans, blanc et rose, fait au tour,
Fraîche pomme d'api, ferme pomme d'amour,
Se vide à cinquante ans et devient par la suite
Vieille et jaune rainette ou flasque pomme cuite !

De Voltaire, portrait d'Agnès Sorel, dans *la Pucelle*.

Sous un cou blanc qui fait honte à l'albâtre,
Sont deux tétons, séparés, faits au tour,
Allants, venants, arrondis par l'amour ;
Leur boutonnet a la couleur des roses.
Téton charmant, qui jamais ne reposes,
Vous invitez les mains à vous presser,
L'œil à vous voir, la bouche à vous baiser.

Autrefois comme de nos jours les seins constituaient l'apanage de Beauté.

Une des beautés qu'on appréciait davantage chez les femmes au XVIe siècle, c'était une gorge peu développée mais ronde et ferme. Les barbiers se vantaient d'obtenir ce résultat tant désiré, à l'aide de diverses substances animales et végétales qui ne pouvaient agir que sur l'imagination ; mais la mode ayant changé sous la régence d'Anne d'Autriche, qui ne fut pas étrangère à cette réhabilitation des grandes gorges, les barbiers furent requis aussitôt de réparer l'insuffisance de la nature, et leurs recettes pour faire grossir les seins n'eurent probablement pas plus de succès que celles qui avaient pour but de les faire diminuer.

Ce fut une de ces recettes que la fameuse devineresse Voisin avait vendue à une dame de la cour, qui lui écrivait en style laconique : « Plus je frotte, moins ça pousse. »

Cette dame était la duchesse de Foix, elle fut arrêtée sur la déposition du simple billet d'elle trouvé chez la Voisin, et dont le sens était plus obscur que propre à baser une accusation.

Louis XIV lui ayant demandé la raison de ce billet, la duchesse répondit que son mari n'aimait que les dames pour lesquelles la nature se montrait prodigue de ce qui excédait en belles proportions dans Mme de Montespan et qui manquait à Mlle de la Vallière, comme à elle-même.

— Et je vois, dit le monarque interrogateur, vous avez demandé à la Voisin...

— Une pommade dont elle disait des merveilles, ajouta Mme de Foix, en baissant les yeux.

— Cependant, *plus vous frottiez, moins ils poussaient.*

— Hélas ! oui.

Voici une recette de ce temps, pour

conserver ou faire prendre dureté aux seins :

« Prenez moelle de pieds de mouton tant qu'il te plaira, et la faites fondre à petit feu avec la tierce partie d'autant de cire vierge lavée en eau de roses tant qu'elle devienne très blanche, puis prenez du jus de bettes, vinaigre blanc et clair, autant d'un que de l'autre, et lavez les dits tétins du dit jus et vinaigre meslez ensemble, puis oignez les dits tétins de la dite moelle et cire vierge fondues ensemble ; puis soupoudrez les dits tétins de poudre d'encens bien subtile, après qu'ils seront oingts, et faut en user plusieurs jours et continuels. »

On trouvera à la fin de ce volume quelques formules, non pour la régénération des seins mais pour leur conserver leur fermeté. Une femme soucieuse de conserver sa gorge dans un état de fermeté constant, au moins dans l'âge adulte, devra éviter le *tripatouillage* de ses seins ; les caresses outrées, les frictions lascives, la pression des mains trop souvent renouvelée sont autant de causes qui déterminent la flaccidité de ces organes.

Il est bon de maintenir les seins et par conséquent l'usage du corset, ne serait-ce qu'à ce point de vue, est nécessaire.

On a beaucoup déclamé contre l'usage du corset, cependant il est des médecins qui ont pris sa défense. Le docteur Bouvier émit cette idée originale :

« Nous avons entendu naguère notre vénérable maître, le docteur Roux, s'écrier avec une conviction profonde que tous les hommes devraient porter un suspensoir. Ne peut-on pas dire à juste titre que toutes les femmes adultes, pour peu qu'elles aient un embonpoint normal, devraient porter un corset, vrai suspensoir des glandes mammaires, non moins sensibles que les glandes spermatiques, non moins exposées à des secousses et à des tiraillements dangereux ? »

Voici le docteur Lutaud qui reconnaît au corset de précieux avantages.

« C'est là un véritable soutien pour la femme, qui constitue en quelque sorte comme le dossier d'une chaise ou d'un fauteuil contre lequel toute la partie supérieure du corps se repose. Le corset est un accessoire indispensable pour soutenir les jupes, les jupons et tous les vêtements inférieurs de la femme, vêtements dont le poids total atteint sept, huit kilos, davantage même depuis que le juponnage a pris tant d'importance. Comment maintenir toute cette masse si l'on n'avait le corset ? Ce ne pourrait être que par des cordons, qu'il faudrait forcément serrer beaucoup, ce qui ne manquerait pas de blesser la taille. »

Le docteur Félix Regnault admet le corset comme ceinture. « En contractant le volume des viscères, la ceinture les rend plus faciles à porter. Elle est à l'homme ce que la sangle est au cheval... En tant que ceinture serrant modérément le ventre, le corset est donc utile. »

Voici enfin l'avis en toute connaissance de cause d'une femme médecin, Mme Edwards Pilliet.

« Un corset serré au-delà du bon sens déforme le foie, en diminue le volume, il agit également sur les poumons, sur l'estomac, c'est entendu ; mais il y a une limite à tout.

« Ce ne peuvent être que des troubles, plus ou moins graves, je le veux bien, mais qui avertiront suffisamment la victime lorsqu'ils deviendront dangereux. Après tout, on n'est pas le bourreau de soi-même, et il y a un moment où l'on cesse de trouver du plaisir à se faire souffrir, fût-ce pour être jolie. »

Augustine Brohan, d'après l'autographe de Villemessant, disait :

« Jusqu'à quarante ans, une femme fait son corset pour sa taille. Après quarante ans, elle fait sa taille pour son corset. »

L'opinion de Francisque Sarcey nous semble une des meilleurs et des plus justes :

«... A mon avis il en faut ; mais les meilleurs sont ceux qui épousent les rondeurs de la taille, qui sont faits sur la personne. Si vous prenez une armature d'acier inflexible, elle ira très bien si la femme est faite pour y rentrer ; si au contraire la femme n'est pas faite pour y entrer, il y aura peut-être des gens qui auront, un jour, la curiosité de l'ôter, et qui n'y trouveront rien ou peu de chose. »

Maintenant voici les réformes proposés par Mme Gacher-Sarrante, docteur en médecine :

« La première condition, que doit remplir un corset, c'est de s'appliquer et de prendre un point d'appui sur les os du bassin qu'on pourra serrer impunément, puisqu'ils sont incompressibles ; puis de ne pas comprimer la partie supérieure de la cavité abdominale, cavité qui commence à la pointe du sternum pour finir au pubis.

« Pour ce faire et pour être sûr qu'il n'existera pas de compression, il faut que le corset n'atteigne pas le sternum. En restant très bas au-dessous de la taille, il satisfera aux deux conditions indispensables : la libération complète du poumon et de la cage thoracique sur les côtes, en même temps qu'il laissera la place nécessaire au développement de l'estomac au-dessus de son bord supérieur en avant. Au niveau de la taille, il doit présenter une surface absolument plane, correspondant à la largeur des muscles droits, et ne doit commencer à être cintré sur les côtes que sur les parties où la dépression est naturelle. La cavité abdominale ne sera pas ainsi coupée en deux par un lien circulaire.

« Le buste doit reposer sur le corset comme il repose à l'état normal sur le bassin ; ce corset est donc exactement le contraire du corset actuel, dans lequel la partie située au-dessus de la taille a beaucoup plus d'importance que celle située au-dessous... On ne mettra que quelques légères baleines en avant et en arrière. Les côtes seront laissées libres, de telle sorte que les mouvements de latéralité du buste seront reconquis en même temps que la finesse de la taille conservée. »

Dans ce corset, les seins, qui dans les autres corsets ordinaires sont suspendus dans le vide, par suite du rétrécissement de la région épigastrique, reposent sur une surface large qui leur sert de soutien.

Enfin, que les femmes suivent le conseil de Batard : « Puisque la mode est plus forte que la raison, portez des corsets, mais ne vous serrez pas. »

Tout bon corset soutient et ne comprime pas. Nous dirons plus, il est indispensable pour soutenir les mamelles ; leur propre poids, fussent-elles de *petits tétins mignards*, comme on disait au bon vieux temps, finirait à la longue par les déformer et leur donner par le tiraillement cette apparence de flaccidité que la femme redoute tant et à juste raison.

Pour avoir de beaux seins, il faut prendre à l'intérieur des pilules de tannin à 10 centigrammes chaque ; 4 à 6 pilules par jour. Appliquer des compresses aluminées, et surtout faire de l'électrisation locale.

Le docteur Monin conseille contre le gros cou, assez fréquent chez les jeunes femmes, la préparation suivante :

Glycéré d'amidon..........	100	grammes
Savon animal sec pulv.....	5	»
Iodure de potassium.......	10	»
Essence d'amandes amères.	2	gouttes

En friction trois fois par jour avec gros comme un pois de cette pommade, pendant cinq minutes.

Il faut se méfier des compressions de la peau par le corset et les jarretières ; elles forment, chez les personnes prédisposées, des bourrelets de graisse qui disparaissent parfois difficilement même avec le massage.

Pour entretenir la fermeté des chairs, éviter les vêtements trop chauds, ainsi que les bains chauds trop répétés, surtout les bains de vapeur et étuves sèches ; c'est par le procédé des bains d'étuves, que les femmes Turques se donnent l'embonpoint dont les hommes de ce pays sont si friands !

IV

LES EXCITANTS (APHRODISIAQUES)

IV

LES EXCITANTS (APHRODISIAQUES)

Ce que nous venons de dire à la fin du chapitre précèdent s'applique à l'âge adulte, sans cause appréciable de maladie, lorsque le désir peut se manifester indépendamment de l'aptitude, et, par suite, ne peut être satisfait, mais nous ne voulons pas parler de la frigidité *sénile*, celle-là est normale, et la médecine n'a rien à voir avec les regrets ou les tentatives d'une concupiscence qui s'irrite contre l'impossible et viole outrageusement les lois de la nature.

Le défaut de sensation voluptueuse pendant le rapprochement constitue encore une sorte d'impuissance, plus commune chez la femme (et cela se conçoit, puisque dans le coït l'homme est supposé avoir un certain degré d'éréthisme, sans lequel il est impossible). Donc chez la femme cette frigidité peut coïncider avec la persistance des désirs, et même avec un degré marqué d'attraits physiques et effectifs.

Existe-t-il réellement des agents propres à stimuler non seulement l'appétit vénérien quand il est normal, mais encore pour le réveiller lorsqu'il est endormi ?

Beaucoup de médecins l'ont nié et le nient encore. Cependant nous affirmons qu'il en existe réellement ; ces substances que l'on nomme aphrodisiaques agissent comme stimulants généraux et font sentir leur action aux organes de la génération après avoir impressionné, dans le même sens, le système nerveux tout entier.

Beaucoup de substances ont été réputées aphrodisiaques, et leurs propriétés singulièrement exagérées par des préjugés populaires, par la routine et le défaut d'examen.

Le docteur Fonsagrives divise les aphrodisiaques en trois groupes : les hygiéniques, les médicamenteux, et les topiques.

Dans la première catégorie nous trouverons l'alimentation fortement animalisée, le poisson, les coquillages, tous les condiments aromatiques : le gingembre, le poivre, la vanille, la cannelle, le macis, le piment.

L'alcool pris modérément est un aphrodisiaque, ingéré en abondance il produit l'effet contraire ; le café qui passe pour excitant est en réalité un *antiaphrodisiaque* assez énergique.

Les aphrodisiaques médicamenteux son peut-être moins nombreux que les précédents en tant qu'excitants réels, car nous ne mentionnerons pas tous les produits étranges des anciennes pharmacopées tombés aujourd'hui en désuétude. L'opium, l'ambre, le phosphore, les cantharides et la noix vomique sont les seuls sérieux.

L'opium, pris en petite quantité et accidentellement, stimule l'appétit vénérien, mais comme l'alcool, à doses élevées, il est antiaphrodisiaque.

L'ambre doit être rangé parmi les excitants tels que le musc et la civette et autres parfums qui ont le don d'exciter le sens génital.

Le phosphore est un médicament très énergique, mais la difficulté de l'administrer a été jusqu'ici un obstacle à l'étude de ses qualités.

La cantharide a des effets incontestables sur le désir et sur l'érectibilité du pénis, mais à doses très modérées.

Le professeur Gubler a dit que « les effets aphrodisiaques des cantharides se manifestent en l'absence des pertes séminales involontaires. Des hommes blasés, affaiblis par l'âge ou par les excès, demandent quelquefois à cette drogue le retour passager de leur virilité. Le moyen étant incertain et surtout dangereux, les médecins n'en acceptent par la responsabilité. Le succès est d'autant plus aléatoire, qu'il ne dépend pas d'une action tonique spéciale sur l'appareil générateur et que ses deux conditions, savoir : l'irritation de la muqueuse de la vessie et de l'urèthre, et l'excitation sympathique des organes de la reproduction, peuvent faire défaut isolément ou simultanément. »

La noix vomique, dont les effets excitateurs semblent se concentrer principalement sur la moelle épinière, doit être considérée comme une substance aphrodisiaque. « Sous l'influence de la noix vomique, disent Trousseau et Pidoux, les érections nocturnes et diurnes deviennent incommodes même chez ceux qui, depuis longtemps, avaient perdu quelque chose de leur virilité. Les femmes, elles-mêmes, éprouvent des désirs vénériens plus énergiques, et nous avons à cet égard des confidences qui ne nous permettent pas d'en douter. »

Parmi les excitants topiques ou externes, quelques-uns agissent directement sur les organes génitaux, tels sont les bains locaux sinapisés, les frictions à la noix vomique ou à la cantharide, urtication, action de la chaleur, flagellation, massages, etc., qui agissent sur la peau et vont indirectement par l'intervention d'une action réflexe, réveiller l'énergie de l'appétit et des organes générateurs. La faradisation mérite une mention spéciale, le docteur Althaus a publié un succès remarquable de ce moyen.

« Il s'agissait d'un homme de 45 ans, vigoureux, ayant eu des enfants, et qui fut pris d'une frigidité absolue avec paralysie des muscles bulbo-caverneux ; après la première séance d'électrisation, les érections reparurent ; dès la deuxième, les rapprochements devinrent possibles. Une rechute survint, mais elle céda définitivement après quatre nouvelles séances. » Cette ressource est rationnelle et on doit y recourir.

Dans tous les cas, il ne faut pas oublier que le régime tonique doit toujours être allié à l'usage des aphrodisiaques.

Il reste à parler de l'hydrothérapie et de ses effets.

L'eau chaude appelle le sang vers la périphérie et détermine des sueurs par suite du relâchement des fibres lisses.

L'eau froide amène secondairement les mêmes effets ; mais primitivement elle fait contracter les fibres lisses des vaisseaux, d'où le reflux du sang vers les centres ; ce n'est qu'après la cessation de l'impression du froid et même pendant sa prolongation que les fibres se relâchent, et qu'il se produit des phénomènes dits de réaction, caractérisés par un reflux du sang plus considérable vers la surface et par conséquent par un retour à une chaleur plus accentuée. A ce point de vue, l'hydrothérapie constitue une excitation et c'est toujours à une basse température que l'eau devra être employée.

Les douches générales, vertébrales et périnéales peuvent réussir dans l'impuissance, mais il faut qu'elles soient de courte durée, une ou deux minutes tout au plus.

L'action des douches est dans le choc qui simule assez bien la flagellation.

V

SOINS INTIMES ET AGRÉMENTS EXTÉRIEURS

V

SOINS INTIMES ET AGRÉMENTS EXTÉRIEURS

La femme est souvent atteinte d'écoulement vaginal (flueurs blanches). Cet écoulement a plus d'un inconvénient et la femme ne saurait prendre trop de soins pour s'en débarrasser. Il est désagréable, malpropre, odorant parfois et toujours dégoûtant. En se prolongeant, il irrite les parties extérieures, le haut des cuisses et y provoque de l'herpès. Pour s'en défaire on a recours aux injections. Celles-ci devront être faites à l'eau tiède dans laquelle on aura fait dissoudre un peu d'alun ; si ce traitement ne suffit pas, employer des tampons de ouate trempés dans de la glycérine boriquée ou mieux du glycérolé d'amidon avec acide borique.

Ceci nous amène à parler des injections en général, dont la pratique est en général fort mal comprise. Il serait préférable de prendre les injections étant couchée. Mais comme cette position a l'inconvénient d'exposer le lit à être souillé, on les prendra accroupie. Le meilleur système est le bock, suspendu à une hauteur convenable ; la canule doit être en gomme durcie pas trop rigide et longue d'au moins 20 centimètres. Les injections doivent être prises tièdes.

Lorsque la femme n'est pas malade, qu'elle n'a point de flueurs blanches, il n'est pas nécessaire qu'elle prenne des injections journalières, le lavage de la vulve seul est suffisant chaque matin et chaque soir. Ce lavage sera fait avec de l'eau bouillie contenant en dissolution de l'acide borique. Il est absolument inutile d'employer des substances médicamenteuses.

Nous en dirons de même pour l'homme, beaucoup ont l'habitude de s'injecter chaque jour, dans le canal de l'urèthre, des substances, telles que l'acétate de plomb, du sulfate de zinc, du permanganate de potasse, c'est simplement vouloir irriter le canal et le prédisposer sûrement à contracter des affections contagieuses que l'on voulait précisément éviter.

Les parfums dont on fait un si fréquent usage pour la toilette intime doivent être l'objet d'un choix tout particulier, il faut éviter les odeurs vives et pénétrantes, qui sont d'abord peu *avouables* quant à leurs vertus, et ensuite énervantes. Elles semblent avoir pour but d'éveiller le désir et de favoriser le rapport ! En fait, elles excitent peut-être les sens, mais c'est pour les conduire aux jouissances extranaturelles. La nature a pourvu la femme et l'homme d'odeurs génésiques suffisantes et au-delà à éveiller l'appétit sexuel.

Les parfums, introduits dans les eaux de lavages et dans les injections, sont plus nuisibles qu'utiles, on en comprendra les inconvénients en sachant que la plupart des essences provenant de plantes aromatiques, telles que la lavande, le romarin, le thym, etc., déterminent plus ou moins l'atonie des organes, c'est-à-dire la frigidité.

Si l'usage des lavages vulvaires est sage avant et après le coït, il ne saurait en être de même des injections. L'injection prise avant émousse la sensibilité, après... elle est condamnable en ce sens qu'aucune personne honnête ne saurait y avoir recours !

Toutes les semaines l'hygiène commande un bain. Le bain alcalin (500 grammes de sous-carbonate de soude) est très utile pour décrasser certaines peaux grasses, les bains de son et d'amidon rendent souple et fin l'épiderme. Les bains à la gélatine sont recommandés aux peaux qui *vieillissent*.

Les bains d'eau de Cologne peuvent rendre des services aux personnes qui sont affligées d'une sécrétion odorante désagréable de la peau.

Pour avoir de belles mains, l'usage des gants de peau souples est absolument indiqué. Le lavage des mains sera fait plutôt en rentrant chez soi qu'en sortant, se servir de préférence de savon de Marseille sans odeur.

Nous avons donné les indications pour entretenir la *fermeté des chairs* à notre formulaire.

Avoir bonne mine c'est avoir bonne

santé, donc pour avoir un visage séduisant, il faut une vie sobre et régulière, entretenir la liberté du ventre, éviter les excès de sommeil et faire de l'exercice en plein air. Les ablutions à grande eau, froides et abondantes, sont d'une bonne pratique.

L'usage de la glycérine additionnée d'eau de roses assouplit l'épiderme et efface les rides. Le massage du visage est souverain contre l'apparition des premières rides. Ne pas oublier que l'abus des baisers rend la coloration de la peau terne ; et que le rire trop fréquent la ride également.

« Vous regardez ces deux rides que j'ai « au coin des joues, disait Mlle Déjazet, et « vous croyez que c'est la vieillesse. Eh « bien, non, c'est d'avoir trop ri ! »

Pour les soins généraux du visage et contre les taches de rousseur, les points noirs, les poils follets, la couperose, etc., on trouvera des formules à la fin du volume.

Quant à la chevelure, nous n'indiquerons pas la façon de faire repousser les cheveux à ceux qui les ont perdus, tous les produits qu'on préconise à ce sujet sont fantaisistes, mais on peut les empêcher de tomber et par conséquent arrêter, momentanément du moins, l'arrivée de la calvitie.

A quoi servent les cheveux et les poils ? Exner va nous le dire.

« Les poils se trouvent partout où, pendant les mouvements du corps, deux surfaces cutanées se trouvent en contact et se frottent (creux de l'aisselle, pli interfessier, périnée, région périnéo-scrotale et périnéo-vulvaire). On peut constater, à l'aide d'expériences avec des fragments de peau couverts de poils, que ces derniers rendent le glissement plus facile. Les poils du pubis servent à diminuer le frottement pendant le coït.

« Les poils servent à régulariser la chaleur du corps ; chez l'homme, les cheveux seuls sont destinés à remplir ce but ; non seulement ils sont mauvais conducteurs de la chaleur par eux-mêmes, mais encore par l'air qui est dans leurs interstices. Les cheveux de l'homme sont destinés à préserver le cerveau contre le froid et la chaleur. »

Il faut donc entretenir les cheveux... quand on en a. Rien de plus propice à la vigueur des cheveux que l'aération journalière, que le peignage et le brossage avec la brosse dure.

Les pommades et les huiles devraient être proscrites, à moins que les cheveux ne soient trop secs ; en ce cas employer la préparation dite brillantine et composée comme suit :

Alcool à 95°..................	100 gr.
Huile de ricin................	15 —
Essence de bergamote........	1 —

Le lavage de la chevelure se fera à l'aide d'une décoction de feuilles de *Jaborandi* faite à froid. On obtiendra d'excellents résultats par ce procédé, dans le cas de chute prématurée et si les cheveux se décolorent partiellement, on ajoutera à cette préparation de l'extrait fluide de quinquina (100 grammes par litre). La lotion devra être continuée longtemps.

Nous n'avons pas besoin de dire combien est nuisible aux cheveux l'emploi du fer chaud pour la frisure, tout le monde en convient, les papillotes et les bigourdis sont préférables.

Les préparations destinées à teindre les cheveux sont en principe toutes nuisibles, elles enlèvent leur brillant et leur souplesse. Il en est cependant d'assez anodines, mais encore faut-il que par leur composition elles nécessitent un emploi de longue durée, ce qui prouve qu'elles sont alors peu chargées en produits chimiques.

La base des teintures noires est en général le nitrate d'argent, quelques-unes contiennent des sels de plomb et du soufre.

Les teintures blondes sont constituées par de l'eau oxygénée à volumes variables.

Le henné s'emploie en teinture, mais l'emploi en nature nous semblerait donner de meilleurs résultats.

Le henné est la poudre de feuilles du lawsonia ; pour l'emploi on en pétrit une pâte avec de l'eau et on l'applique ainsi en cataplasme sur les cheveux, ou encore mieux on en enduit toute la tête. Le contact de cette bouillie doit être prolongé suivant l'intensité de coloration que l'on veut obtenir, depuis le blond pâle jusqu'au rouge cuivré ; elle est d'une innocuité absolue.

Comme rien ne flatte plus la vanité que l'art de conserver ou d'augmenter les agréments extérieurs, les charlatans se sont surtout appliqués à multiplier les cosmétiques. On ferait un gros volume si on voulait réunir toutes les recettes de fards, d'eaux composées, de pommades, de pâtes, de poudres, d'opiats, etc., etc., que l'on a préconisés. La plupart sont sans effets, quelques-unes de ces préparations sont même dangereuses.

Il est des altérations de la peau auxquelles on peut remédier, mais il en est que l'art ne peut réparer. On ne saurait par exemple réparer les rides de l'âge et cependant on a attribué cette propriété à nombre de cosmétiques ou de lotions, qu'on a décorés de noms pompeux ; mais lorsque la peau a seulement perdu sa souplesse et son brillant par l'action des intempéries ou seulement de la lumière, on peut lui rendre son éclat par quelques lotions ou onctions douces.

La prudence doit faire rejeter des préparations inconnues qui se débitent à force de réclame, la plupart contiennent des substances minérales, telles que le plomb, le bismuth, le mercure. Ces compositions à base métallique ont quelquefois la propriété de faire disparaître les boutons et certaines taches de la peau, mais ce n'est jamais qu'au détriment de celle-ci. En principe, il ne faut jamais employer de corps gras sur le visage, ils oblitèrent les pores de la peau et par cela mettent obstacle à *sa respiration*.

Les fards sont de deux espèces, le blanc et le rouge. Le blanc de fard est ordinairement composé de blanc de Briançon et de sous-nitrate de bismuth; cette craie ou mieux cette stéatite, réduite en poudre fine et agglutinée ensuite par une substance grasse, adhère à la peau et pénètre dans les pores qu'elle bouche, elle nuit donc à la transpiration, le bismuth qu'elle contient noircit au contact de l'air et contribue, suivant le milieu ambiant où se trouve la personne qui en est enduite, à donner au visage une teinte gris sale affreuse.

Il est cependant des fabricants qui se contentent d'incorporer au talc un peu de blanc de baleine sans y ajouter de bismuth.

Le rouge se prépare avec du cinabre ou vermillon (sulfure de mercure), c'est le *fard de théâtre*, il peut produire de la salivation, c'est-à-dire une véritable intoxication qui a, de plus, le résultat de détériorer les dents.

Le rouge dit végétal est fait avec du carmin, on trouve encore dans le commerce du vinaigre rouge, c'est du carmin suspendu dans du vinaigre à l'aide d'un mucilage ; et le *crépon*, étamine très fine, teinte sans mordant, et assez chargée de couleur pour en laisser sur la peau quand on la frotte avec cette étoffe un peu humide.

Lorsque le visage est parsemé de légères taches de rousseur (héphélides), on peut en adoucir l'apparence à l'aide de la lotion de Gowland; cette préparation n'est pas une spécialité, elle peut être fabriquée par n'importe quel pharmacien. Elle est bonne également pour les dartres farineuses du visage ou pour faire disparaître les petits boutons, mais son emploi doit être modéré, car elle contient un sel de mercure.

Pendant les règles, comme nous l'avons dit ailleurs (voir *Le mariage et son hygiène*) la femme doit absolument s'abstenir du coït. Certaines femmes ont l'habitude de s'introduire dans la cavité vaginale une petite éponge afin de pouvoir se livrer, même pendant leurs époques, au coït, elles dissimulent ainsi leur indisposition à leur complice. Il est facile de comprendre que l'éponge irrite par elle-même le col de la matrice déjà suffisamment congestionné et que de plus, imbibée du sang menstruel, elle en maintient le contact permanent sur les parois vaginales sur lesquelles il exerce une action souvent dangereuse.

La femme pendant les menstrues devra se garnir soigneusement de linges ; afin d'éviter de se blesser, ces linges devront être non *usagés*. Il serait préférable de faire usage de *serviettes périodiques*, dont, le bon marché économise le blanchissage. Le coton hydrophile dont elles sont garnies absorbe l'écoulement sanguin et la serviette se conserve ainsi longtemps sèche, ce qui évite les gerçures si désagréables du haut des cuisses.

VI

FORMULES ET RECETTES

VI

FORMULES ET RECETTES

CONTRE L'IMPUISSANCE HABITUELLE :

Acide phosphorique dilué.....	30 gr.
Sulfate de strychnine.........	0 » 05

10 gouttes trois fois par jour, avant les repas, dans une cuillerée à café d'extrait fluide de coca.

Il serait bon d'accompagner ce médicament de douches tièdes en jet sur la colonne vertébrale, une chaque jour.

La poudre de Fonsagrives est également employée contre l'impuissance relative.

Poudre	de vanille............	0 gr. 30
—	de cannelle...........	0 30
—	de gingembre........	0 10
—	de macis.............	0 10
—	de poivre noir........	0 05
—	de noix vomique......	0 05
—	de sous-carbonate de fer	0 05

Pour un cachet à prendre avant les repas.

Mixture excitante de Piogey.

Eau distillée de mélisse.......	200 gr.
Teinture de coca..............	30 »
Citrate de caféine.............	0 » 50

A prendre quatre cuillerées par jour.

Pilules de Mallez.

Phosphore....................	0 gr. 10
Extrait de noix vomique.......	1 gr.

Pour 50 pilules.

Une avant chaque repas.

CONTRE LES ÉRECTIONS DOULOUREUSES :

Bains tièdes. Lotions froides et la potion de *Sigmund*.

Teinture de veratrum viride....	5 gr.
Eau de laurier-cerise..........	80 »
Eau de fleur d'oranger.........	100 »

CONTRE LES PERTES SÉMINALES par excitation :

Cachets de de Sinety.

Camphre pulvérisé..........	0 gr. 50
Lupulin.....................	1 »

En 10 cachets.

Un cachet avant de se coucher.

PERTES SÉMINALES PAR FAIBLESSE :

Cachets du docteur Monin :

Poudre d'ergot de seigle........	1 gr.
Poudre de fèves de Saint-Ignace.	0 » 50

En 10 cachets.

1 cachet le soir au coucher.

CONTRE LE PRURIT DES ORGANES GÉNITAUX :

Lotion du docteur Doyon.

Lait d'amandes.................	500 gr.
Sublimé corrosif................	0 » 25
Chlorure d'ammonium...........	0 » 25

Lotion calmante (Caufeynon).

Eau distillée	125 gr.
Chloral hydraté	3 »

Lotionner et ne pas sécher.

FLUEURS BLANCHES DES JEUNES MARIÉES (Ménière) :

Sulfate de zinc	10 gr.
Alcool à 90°	50 »
Ergotine	4 »
Eau camphrée	250 »

En injections deux fois par jour.

Repos sexuel.

TOILETTE SECRÈTE (Gérard) :

Teinture de benjoin	50 gr.
Eau de roses	500 »
Eau de mélilot	500 »
Perchlorure de fer	1 »

Cette préparation est excellente pour raffermir les muqueuses.

Solution du docteur Monin.

Eau de Pagliari	200 gr.
Teinture de ratanhia	20 »
Teinture de gaultéria	20 »
Teinture de capsicum	10 »
Essence de néroli	1 »

A employer, pure ou coupée d'eau de camomille, en lotions, injections, lavages.

Pommade (Caufeynon).

Glycéré d'amidon...............	50 gr.
Extrait de ratanhia............	5 »
Teinture de benjoin............	2 »
Teinture de capsicum..........	X gouttes

A employer après une injection de décoction d'écorces de chêne. Donne des résultats merveilleux.

CONTRE L'HERPÈS :

Si les muqueuses ont de la tendance à rester sèches, on emploiera uniquement les onctions à la vaseline blanche. Si au contraire elles présentent trop d'humidité, faire usage de la poudre suivante :

Poudre de talc.................	50 gr
Tannin.........................	3 »

En application après lavages à l'eau boriquée. Eviter le coït.

STIMULATION DE L'ORGASME FÉMININ :

Extrait de cannabis indica......	2 gr.
Extrait de noix vomique........	2 »

Divisez en 100 pilules.

Trois par jour.

CONTRE LE RAMOLLISSEMENT DES SEINS :

Miel blanc.....................	100 gr.
Teinture de benjoin............	50 »
Alcoolat de lavande............	100 »
Eau de Pagliari................	100 »

En compresse sur les seins ; s'il se produisait quelque sentiment de chaleur trop ardent, couper avec de l'eau de roses au tiers ou au quart.

Il est bon de remarquer que la teinture d'iode en application, l'iodure de potassium en ingestion et tous les iodures en général ont la propriété de faire *fondre les seins*.

CONTRE LES RIDES (*James*) :

Eau de roses.................	200 gr.
Lait d'amandes...............	50 »
Sulfate d'alumine............	4 »

Cette lotion réussit surtout dans les rides précoces, elle est absolument sans danger.

Anti-rides Caufeynon.

Résorcine	5 gr.
Glycéré d'amidon	25 »
Baume du Pérou	2 »
Alun	2 »
Essence de jasmin	X gouttes.

En application le soir.

ROUGEURS DE LA PEAU, BOUTONS (*Fossati*) :

Lanoline	15 gr.
Huile de vaseline	15 »
Soufre précipité	10 »
Oxyde de zinc	5 »
Extrait de jasmin	1 »

Colorer en rose avec carmin liquide.

CONTRE LES POINTS NOIRS ET POILS FOLLETS (*Unna*) :

Lanoline	10 gr.
Onguent simple	10 »
Chlorure de calcium liquide	10 »
Eau oxygénée	10 »
Soufre précipité	4 »

En onctions sur les points noirs (comédons), cette même préparation rend moins apparents les poils follets, en les décolorant.

CONTRE LES TACHES DE ROUSSEUR (*Unna*) :

Eau distillée.................	10 gr.
Dextrine.....................	10 »
Glycérine....................	15 »
Oxyde de zinc...............	10 »
Oxychlorate de bismuth.......	2 »
Sublimé	0 » 30

Faire cuire jusqu'à consistance de pâte. Appliquer chaque soir sur les taches.

Lotion de Monin.

Lait virginal................	100 gr.
Glycérine pure..............	60 »
Acide chlorhydrique médicinal.	10 »
Chlorhydrate d'ammoniaque...	8 »

Toucher matin et soir les taches avec un pinceau imbibé de cette mixture.

Contre le développement graisseux des seins :

Iodoforme désodorisé.........	1 gr.
Vaseline.....................	15 »
Essence de menthe...........	10 gouttes

En onctions sur les seins.

Appliquer ensuite des linges chauds imbibés de la solution suivante :

Sulfate d'alumine et potasse..	1 partie
Acétate de plomb............	15 »
Eau distillée................	200 »

On laisse le tout en place pendant 12 heures, les onctions et les enveloppements sont répétés matin et soir.

Le traitement doit être continué pendant plusieurs semaines.

Durant tout ce temps porter un bandage pour relever fortement les seins.

Contre les rugosités du visage :

Glycérine.....................	50 gr.
Borate de soude..............	10 »
Eau de roses.................	1 litre

En lotions trois fois par jour et recouvrir de poudre de riz.

POUDRE DE RIZ.

Veloutine.

Amidon de blé................	500	gr.
Lycopode......................	100	»
Sous-chlorure de bismuth.......	100	»
Essence de géranium...........	4	»
Essence de santal............	6	»

Poudre de riz (autre formule).

Blanc de zinc..................	50	gr.
Carbonate de chaux précipité....	300	»
Stéatite pulvérisée............	50	»
Amidon de blé..................	100	»
Essence de roses...............	5	gouttes
Essence de jasmin.............	3	gr.
Extrait de musc...............	1	»

Poudre de Sara Bernhardt.

Talc de Venise.................	50	gr.
Fleur de riz...................	50	»
Blanc de zinc..................	25	»

Parfumer avec ylang yland et néroli.

CONTRE LA SUEUR DES PIEDS (Richter).

Se laver les pieds tous les matins en hiver, matin et soir en été, et faire des lotions à l'alcool après chaque bain. Verser sur les chaussettes, intérieurement, une petite quantité de la poudre suivante :

Talc........................	60 gr.
Sous-nitrate de bismuth.........	46 »
Permanganate de potasse.......	13 »
Salicylate de soude............	2 »

Verser dans la chaussure une solution de *Formaline* (une cuillerée à bouche dans un litre d'eau); on l'y laisse une heure.

Autre recette, Legoux.

Glycérine.....................	10 gr.
Perchlorure de fer liquide.......	30 »
Essence de Bergamote..........	20 gouttes

Badigeonner les pieds matin et soir avec un pinceau trempé dans cette mixture.

POUR LES ONGLES (Piesse).

Frotter sur l'ongle à l'aide d'un polissoir en cuir de la poudre d'oxyde d'étain, parfumée avec une essence quelconque et colorée à l'aide d'un peu de carmin.

MOLLESSE ET DÉCOLORATION DES GENCIVES.

Glycérine	10 gr.
Borate de soude	10 »
Teinture de myrrhe	30 »
Teinture de ratanhia	30 »

En friction sur les gencives à l'aide du doigt.

DENTIFRICES.

Poudre dentifrice.

Craie préparée	10 gr.
Poudre d'or de Sciche	5 »
Carbonate de magnésie..........	5 »
Extrait sec de ratanhia	3 »
Essence de cannelle.............	5 gouttes.
Essence de menthe.............	5 »
Essence de girofle..............	2 »

Elixir dentifrice antiseptique.

Acide thymique	2 gr. 50
Essence de menthe.............	15 gouttes.
Essence de badiane	15 »
Essence de girofle.............	5 »
Essence de cannelle............	5 »
Alcool à 90°	500 gr.
Cochenille	4 »
Acide tartrique................	1 »

CHEVELURE :

Si les cheveux sont trop gras, lotionner avec de l'alcool additionné de 2 grammes par litre d'acide salicylique et parfumé, si on le désire, mais modérément.

Si les cheveux sont secs, faire une lotion au bois de Panama, puis les oindre *très légèrement* de vaseline parfumée.

Contre les pellicules.

Lavages tous les soirs au moment de se coucher avec

Liqueur de Van Swieten........	100	gr.
Eau de roses..................	500	»
Hydrate de chloral............	25	»

Lotions pour faire pousser les cheveux (Leslée).

Acide phénique................	2	gr.
Teinture de noix vomique......	7	gr. 50
Teinture de quina rouge.......	30	gr.
Teinture de cantharides.......	2	»
Eau de Cologne................	120	»
Huile d'amandes douces........	120	»

Frotter à l'aide d'une éponge douce une

ou deux fois par jour la racine des cheveux.

Cette préparation empêchera la chute des cheveux et donnera une chevelure luxuriante.

Régénérateur des cheveux de Allen.

Soufre précipité.............	1 gr. 70
Glycérine....................	32 »
Essence de cannelle..........	I goutte
Acétate de plomb cristallisé...	2 gr. 65
Eau..........................	63 »
Essence de mirbane..........	II gouttes

Eau de Cologne.

Essence de bergamote........	8 gr.
» de limon...........	4 »
» de néroli...........	XX gouttes
» d'origan............	VI »
» de romarin.........	XX »
Eau de fleur d'oranger	30 gr.
Alcool à 90°................	578 cent. cubes

Cette formule a été puisée sur celles de 219 concurrents au concours d'une maison de parfumerie de Londres.

On aura un excellent *vinaigre de toi-*

lette en prenant l'eau de Cologne précédente et en y ajoutant pour un litre, 50 gr. de teinture de benjoin et 50 grammes de vinaigre radical.

Epilatoire (Boetger).

Sulfhydrate de chaux...........	20 gr.
Glycérolé d'amidon.............	10 »
Amidon.........................	10 »
Essence de citron..............	X gouttes

Mêlez intimement.

Appliquer cette pâte sur la partie à épiler et nettoyer à l'eau tiède, après une demi-heure de contact.

Cette préparation est absolument inoffensive et sans douleur, elle enlève complètement les poils du visage pour un temps assez long.

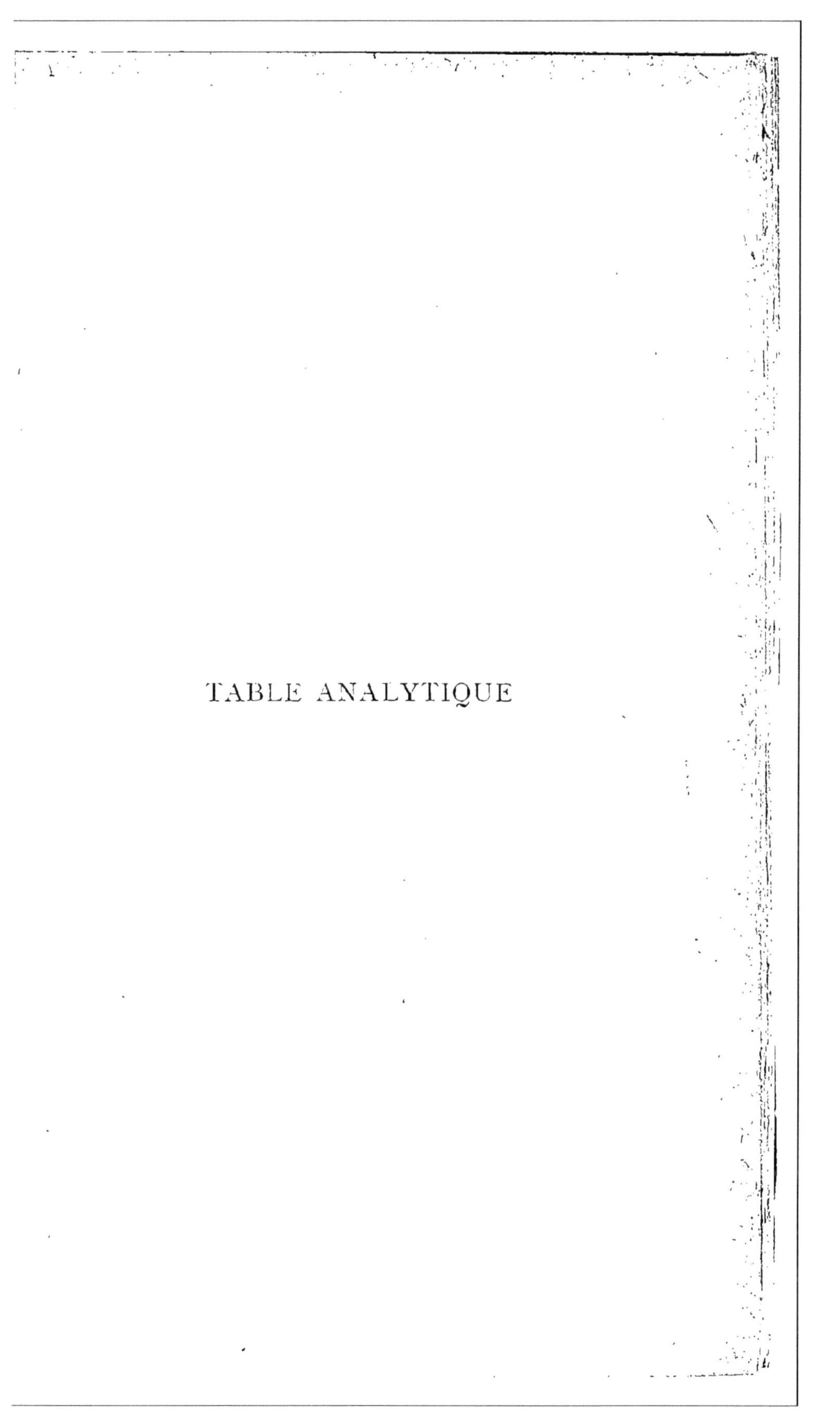

TABLE ANALYTIQUE

TABLE ANALYTIQUE

IMPRIMERIE F. DEVERDUN, BUZANÇAIS (INDRE)

BIBLIOTHÈQUE POPULAIRE

DES

Connaissances médicales

Collection à 1 franc le volume

La Collection que nous publions sous le titre de **Bibliothèque populaire des Connaissances médicales,** *remplit un but de vulgarisation d'un intérêt saisissant. Le résumé analytique des matières contenues dans chaque volume que nous donnons ici en fera saisir toute l'importance.*

Dégagé des termes techniques, le texte de ces ouvrages, tout en conservant une précision absolument scientifique, est remarquable par la netteté de la rédaction, ce qui le met à la portée de tous.

Envoi franco de chaque volume contre 1 fr. 25

N° **1**

La Blennorrhagie

Causes. — Fréquence. — Mode de contagion. — La Blennorrhagie chez l'homme. — Son début, sa marche et sa durée. — Balanite et Balano-posthite. — Paraphimosis. — Orchite. — Blennorrhagie chez la femme. — Uréthrite. — Vulvite. — Vaginite. — Végétations. — Complications de la Blennorrhagie. — Rhumatisme et ophtalmie blennorrhagiques. — Rétrécissements. — Rétention d'urine. — Goutte militaire. — Le Gonocoque.

N° **2**

LA SYPHILIS

Historique. — La virulence. — Le chancre infectant. — Les plaques muqueuses. — Le mode de contagion. — Les degrés. — Accidents consécutifs. — Hérédité. — Infection de l'enfant sans contagion pour la mère. — Infection de l'enfant par l'allaitement. — Infection de la nourrice. — Immunité des syphilitiques de la syphilis par l'hérédité. — Traitement.

N° 3

L'ONANISME CHEZ L'HOMME

Historique. — Les causes — L'onanisme solitaire. — L'onanisme en commun. — Manualisation. — Onanisme buccal. — Caractère des masturbateurs. — Influence de l'onanisme sur les facultés intellectuelles. — Ses effets sur le système nerveux. — Maladies engendrées par l'onanisme. — Amaigrissement, névralgies, palpitations, apoplexie, paralysie, satyriasis, pertes séminales, impuissance, stérilité, perte de la vue et de l'ouïe. Abrutissement général.

N° 4

La Masturbation chez la Femme

Le saphisme. — Le clitorisme. — La masturbation par des corps étrangers, par frottements. — Les ménages de tribades. — Leur jalousie. — Le dégoût de l'homme, la prostitution chez les tribades. — Lettres de thribades. — Les maisons clandestines d'amour lesbien. — Les tribades intermittentes. — Les désordres de la masturbation. — Fureur utérine. — Leucorrhée. — Métrite, stérilité, affections nerveuses, troubles de l'intelligence. — Déformation des organes féminins. — Sodomie chez la femme. — Le saphisme bestial.

Nº 5

LA PÉDÉRASTIE

La prostitution pédéraste, le chantage, exemples. es mœurs des pédérastes, caractères extérieurs. — édérastes actifs et passifs. — Observations médicogales. — Les signes de la pédérastie. — Déformaons de l'anus et de la verge. — Les uranistes dans société. — Leur caractère morbide. — Perversion perversité. — Le dégoût de la femme. — Les invers-nés et les invertis occasionnels. — Les causes.

Nº 6

'AMOUR ET L'ACCOUPLEMENT

Les organes génitaux de l'homme et de la femme, ur description et leurs fonctions. — Le sperme. — es ovaires et l'ovulation. — La puberté et la nubilé. — Le mécanisme du coït. — La volupté. — L'appétit vénérien. — Modes divers d'accouplement. — a recherche de la volupté. — L'orgasme vénérien. 'éjaculation.

N° 7

LA PROCRÉATION

Le mécanisme de la fécondation, rencontre du sperme et de l'ovule, leur fusion, le germe, historique de la question. — Théories anciennes. — Moment propice à la fécondation. — La grossesse, signes certains ou incertains. — Début, progression. — Indication des sexes. — L'accouchement, les douleurs. — Description et terminaison. — L'accouchement chez tous les peuples, postures et pratiques. — Les jumeaux. — Comment se forment les monstres. — Les envies, ce qu'elles sont. — Nains et géants. — Cas d'enfants extraordinaires.

N° 8

LA MENSTRUATION

La matrice et les ovaires, apparition des règles, causes des règles, l'ovule et l'ovulation, chute de l'ovule, congestion des organes, durée des règles, complications. — L'âge critique, son début, son caractère. — Accidents et maladies. — Influence de l'âge critique sur l'économie générale.

N° 9

Impuissance et Stérilité

L'impuissance chez l'homme, par défauts de désirs, par dégoût, par défaut d'érection complète, par défaut de conformation. — Stérilité par défaut d'éjaculation, par absence de spermatozoïdes. — Impuissance chez la femme par vaginisme, par vice de conformation. — Stérilité occasionnelle et momentanée, absence de règles par maladies.

N° 10

L'HERMAPHRODISME

Définition et variétés. — Historique. — Les neuf sortes d'hermaphrodisme. — Malformation masculine et féminine. — Exemples. — Formation des hermaphrodites. — Les hermaphrodites devant la loi. — Mariage. — Erreur de personne. — L'état-civil des hermaphrodites. — Erreur de déclaration. — Les cas célèbres. — L'appétit sexuel chez les hermaphrodites. — L'infantilisme. — Arrêt de développement. — Le féminisme. — L'homme-femme. — La femme-homme. — Les Gynécomastes ou mamelle avec sécrétion lactée. — Types de Gynécomastes. — Arrêt du développement des testicules. — Exemples.

N° 11

LA PERVERSION SEXUELLE

Définition de la perversion. — Les variétés. — Le fétichisme. — Les fétichistes et leur caractère, la passion du mouchoir, des bottines, des cheveux, des vêtements féminins, des bonnets de nuit, des tabliers, des morceaux de draps, etc. — Le masochisme. — L'amour des coups et de la domination féminine. — Les passionnés des excrétions féminines, de la sueur, des mucosités nasales. — Les buveurs d'urine, les stercoraires, les lécheurs de pieds. — Le sadisme. — Les sanguinaires et les tortionnaires. — Les éventreurs de femme. — Exemples célèbres. — Les nécrophiles et les vampires. — Déterreurs de cadavres, le viol des mortes. — Bestialité. Exemples de ce vice.

N° 12

LA VIRGINITÉ

L'hymen, situation, formes et anomalies. — Signes de la virginité. — L'hymen n'est pas une certitude. — L'hymen élastique. — Sa persistance après le coït et après l'accouchement. — La défloration chez les peuples d'Orient. — L'infibulation. — La défloration criminelle. — Attentats, viol dans l'hypnotisme et dans le somnambulisme, le chloroforme. — Simulations de viol et coups montés. — Médecine légale. — La continence et la chasteté. — Effets contraires produits par la continence. — Exemples d'abus de chasteté. — Le célibat, maladies produites par le célibat forcé, son mmoralité, sa contradiction avec les lois naturelles.

NOUVELLE LIBRAIRIE MÉDICALE

39, rue de Trévise, à Paris

Collection à 1 franc le volume

N° 13

L'HYSTÉRIE

Son histoire. — Les hommes hystériques. — Caractère de l'hystérie, sa fréquence et ses causes. — Ses degrés. — Ses accès, débuts et durée. — Observations. — La folie hystérique, définition et caractère — La Salpêtrière. — Cas célèbres.

N° 14

L'Hypnotisme

Son histoire. — Les magnétiseurs. — Le somnambulisme. — Les hystériques et l'hypnotisme. — Sujets hypnotisables. — Procédés employés pour produire la léthargie, la catalepsie et la contracture. — Curieux exemples de ces divers états. — La suggestion, l'hypnotisé assassin, son réveil. — Oubli complet de l'acte. — Obéissance passive. — L'hallucination. — Curieuses observations.

N° **15**

LA FOLIE ÉROTIQUE

L'Erotomanie. — Définition. — Fièvre érotique. — Manie. — Extase amoureuse et ravissement. — L'érotomanie chez les anciens. — Ses causes. — Le satyriasis. — Excitations morbides. — Effets des cantharides. — La nymphomanie. — Causes. — Ses degrés. —Manie furieuse. —Insensibilité.— Scènes obscènes. — Amour charnel d'une mère pour son fils. — Manie mystique. — Exemples remarquables. — Priapisme. — Erections incoercibles, causes et effets. — Folie érotique périodique. — Exemple d'exaltation sexuelle. — Démence sénile. — Excès vénériens. — Chronicité des maladies nées des abus. — Pertes séminales. — Troubles singuliers à la suite de coït. — Ivresse érotique. — Influence sur les sentiments.

N° **16**

LA PROSTITUTION

Précis historique. — Les 22 classes de courtisanes de la Grèce, la débauche romaine. — La prostitution au moyen âge. — Les maquerelles. — Les filles au Châtelet. — Exactions de la police. — La prostitution moderne. — Les instructions de la police. — Cartes des filles. — Leurs obligations et leurs défenses. — La prostitution clandestine. — Types et procédés de ces filles. — La retape. — Les maisons de passe et de rendez-vous. — Le rôle de l'homme. — Le recrutement des filles de joie. — Le proxénétisme. — Courtage. — Les causes de prostitution. — Caractères des filles de joie. — Obstacles à leur libération. — Sentiments religieux et charité. — La maternité. — Etrange pudeur. — Les souffrances.

Collection à 1 franc le volume

N° **17**

HYGIÈNE ET RÉGÉNÉRATION

Les forces sexuelles de l'homme, leur conservation par l'hygiène. — La sécurité en amour, moyens d'y pourvoir. — Les forces affaiblies rendues sans dangers. — L'hygiène de la femme amoureuse. — Beauté du corps, conservation des seins, leur blancheur et leur fermeté; tonicité des organes génitaux. — Recettes et procédés.

N° **18**

L'AVORTEMENT

Avortement naturel spontané. — Les causes acquises ou héréditaires. — Avortement accidentel. — Causes, émotions morales. — Maladies. — Ebranlements physiques. — Avortement provoqué. — Médecine légale. — Fait matériel. — Intention. — Conséquences. — Preuves. — Le produit de la conception. — Simulation — Manœuvres abortives. — Coups, chutes, tamponnements. — Drogues.

NOUVELLE LIBRAIRIE MÉDICALE

39, rue de Trévise, à Paris

Collection à 1 franc le volume

N° 19

LES MORPHINOMANES

Les Fumeurs d'Opium

La morphine. — Ses effets. — Causes de la morphinomanie. — Habitude acquise. — Souffrances. — Délices et voluptés. — Exaltation et dépression vitales. — Désordres du système nerveux. — Les hystériques et la morphinomanie. — Désordres intellectuels. — L'appareil sexuel. — L'opium en Orient. — Mangeurs et fumeurs d'opium. — Mangeurs d'opium en France. — L'opium des fumeurs. — Sa préparation. — La pipe et la manière de s'en servir. — Effets de l'opium sur l'homme et les animaux. — Sommeil, rêves. — Ravages de l'opium.

N° 20

Le Mariage et son Hygiène

Du mariage au point de vue sexuel. — Puberté et nubilité. — Danger de la précocité. — L'âge de la fécondité. — Mariages consanguins et le résultat de la conception. — L'amour physique dans le mariage. — Première nuit de noce. — Le vaginisme. — Les fins du mariage. — Les fraudes conjugales. — Variétés. — Leurs dangers. — Exemples. — L'hygiène des sexes. — Le coït dans la grossesse. — Possibilité d'avortement. — Le coït dans l'âge critique. — Hygiène de l'âge critique.

aux pays d'Orient ; Les débauches du moyen âge ; Républiques italiennes ; Les papes ; En France ; Effet moral de l'apparition de la vérole ; Résultat néfaste de la débauche sur les grands.

V. LA VOLUPTÉ DANS SES RÉSULTATS SUR LA SANTÉ ET LA VIE HUMAINE. — La lâcheté et la férocité engendrée par la volupté ; Effets des abus voluptueux sur la fécondité ; Le sperme stimulant de l'économie générale ; La femme plus voluptueuse que l'homme.

VI. CHASTETÉ ET CONTINENCE. — Impuissance temporaire ; La chasteté absolue ; Le célibat contraire à la femme ; L'abus des fonctions génitales et l'intelligence ; L'érection rebelle à la volonté.

VII. RAPPORTS DES SENS AVEC LES ORGANES GÉNITAUX. — Le toucher, influence des caresses ; L'odorat, effets voluptueux des parfums et de certaines excrétions ; Le goût ; Les baisers ; Aberrations singulières de ce sens.

IX. LA VOLUPTÉ ET LA PUDEUR. — La pudeur sert de frein à la violence ; Fragilité de la pudeur ; La pudeur excite la volupté et la prépare ; Dispositions nécessaires à la conservation de l'espèce.

XII. LA FÉCONDATION ET LA VOLUPTÉ. — Les cinq groupes des actes de la génération ; La volupté n'est pas nécessaire chez la femme.

XIII. AFFECTIONS MORALES : PEINES D'AMOUR. — La jalousie chez l'homme et chez la femme ; Jalousie intéressée ; Nymphomanie et érotomanie consécutives à la jalousie ; Exemple d'érotomanie ; Erotomanie mystique ; La monomanie du suicide ; Observation médicale.

XIV. AMOUR ET VOLUPTÉ DANS LES TEMPÉRAMENTS ; INFLUENCES. — L'homme sanguin ; Le bilieux ; Le mélancolique ; Le lymphatique ; La femme lymphatique sanguine ; La blonde et la brune ; Variétés dans les types ; Influence de l'alimentation ; Influences climatériques ; Les citadins et les paysans.

XV. AMOUR IDÉAL, AMOUR MATÉRIEL. — L'amour dans les passions ; L'amour dans la vie sociale et l'amour purement physique.

Franco contre mandat-poste de **4 francs**

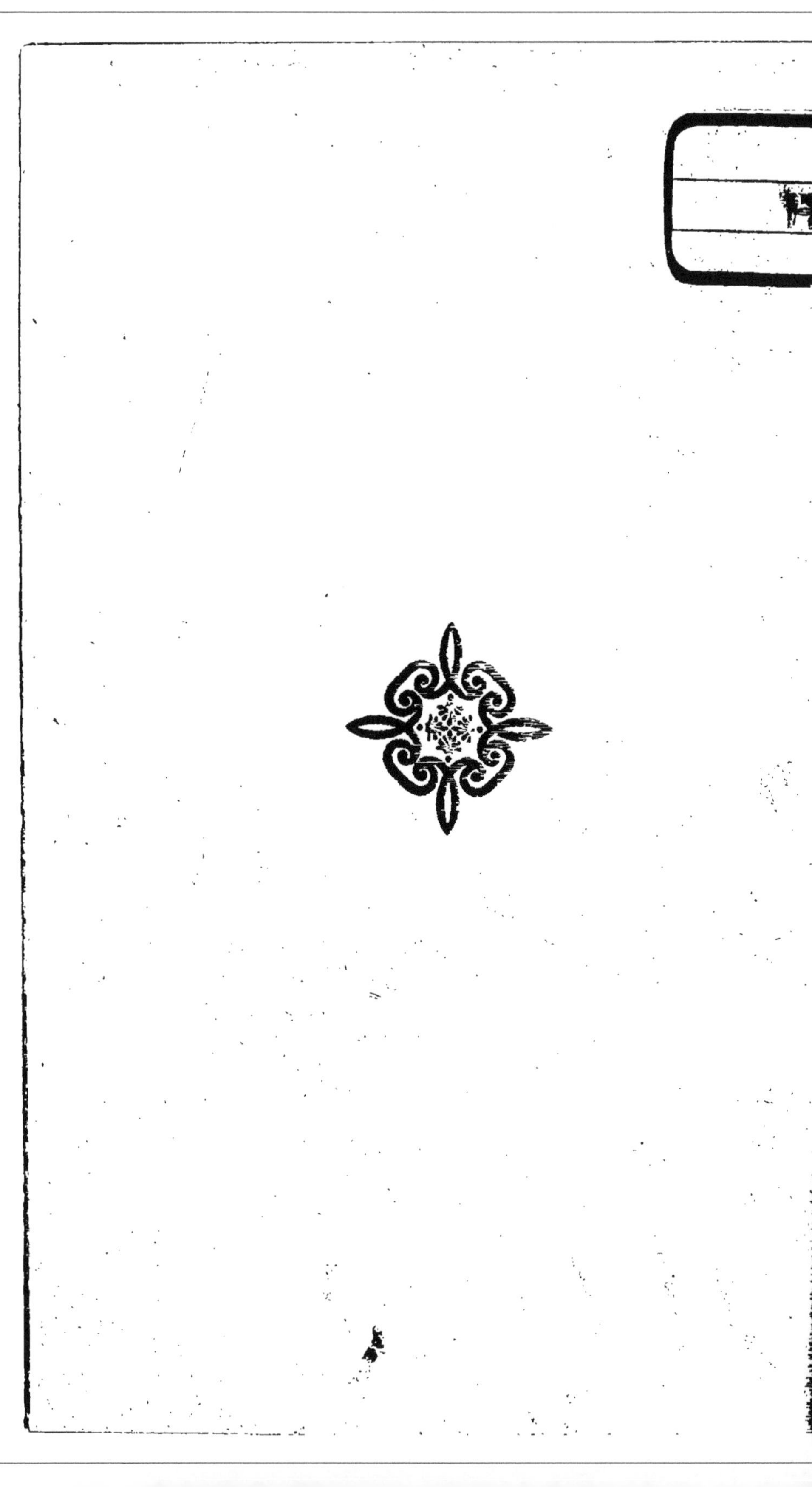

www.ingramcontent.com/pod-product-compliance
Ingram Content Group UK Ltd.
Pitfield, Milton Keynes, MK11 3LW, UK
UKHW012233240726
13966UKWH00003B/1077